ESSAI

SUR

LA NOUVELLE DOCTRINE

MÉDICALE

DE BROWN,

EN FORME DE LETTRE,

PAR

EMMANUEL RIZO, DE CONSTANTINOPLE,

Docteur en Médecine, de l'Université de Padoue.

Si nous savions ignorer la vérité, nous ne serions jamais les dupes du mensonge.

J.-J. ROUSSEAU, *de l'Éducation.*

A PARIS,

Chez LAURENS le jeune, Imprimeur-Libraire, rue St.-Jacques, N°. 32, vis-à-vis celle des Mathurins.

AN V. 1797.

ESSAI

SUR

LA NOUVELLE DOCTRINE MÉDICALE

DE BROWN,

EN FORME DE LETTRE,

PAR

EMMANUEL RIZO, DE CONSTANTINOPLE,

Docteur en Médecine, en l'Université de Padoue.

J'AI reçu avec le plus grand plaisir, mon cher Ami, votre dernière Lettre, dans laquelle vous me félicitez de mon heureuse arrivée à Paris, et des progrès que je suis à portée de faire dans l'art de guérir. Il serait inutile de vous décrire ma surprise et mon admiration, en voyant ici un grand nombre d'hôpitaux et d'écoles de médecine, de chirurgie et de pharmacie, et tant d'habiles professeurs de toutes ces sciences, suivis continuellement par une jeunesse active et studieuse. Vous me priez de vous faire savoir d'après quels principes je travaille, et quel système j'ai embrassé. Pour satisfaire complettement à votre desir, il est bon de fixer l'état de la question, et de vous répondre catégoriquement.

Vous imaginez,) ou n'êtes pas loin de le supposer) que j'ai embrassé la doctrine médicale de *Brown*. En effet, vous ne vous trompez pas. Il est vrai que cette doctrine a fait depuis deux ans l'objet de mon étude spéciale, quoique mes Maîtres en professassent une opposée. Il est encore vrai que j'approfondis tous les jours cette doctrine, à l'exemple d'une grande partie des Médecins (1) de l'Angleterre, de l'Allemagne et de l'Italie, qui ont écrit sur ce système d'une manière digne de l'importance du sujet. Enfin, il n'est pas moins certain que ces Auteurs font insensiblement circuler dans le Public les résultats de leurs observations particulières, qui sont pour la plûpart favorables à cette doctrine. Or, quel autre fruit ont-ils pu se proposer de leurs travaux? que de répandre des lumières utiles, et propres à fixer l'opinion publique sur le système de *Brown*. Et moi aussi, comme vous

---

(1) Jones, Moscati, Franck (Joseph) Weikard, Rasori, Girtanner, Scarpa, C. F. Hoffman.

le verrez par-tout ce que ma Lettre contien-
dra sur cet objet ; non-seulement j'ai suivi
en tout les sentimens du Médecin Ecossais.
Mais encore en plus d'une occasion , j'ai
mis au jour les plus notables Ecrits auxquels s'étaient livrés quantité de Médecins
& de Chirurgiens dans leurs cures extrava-
gantes , spécialement en ce qui concerne
les Fièvres nerveuses et intermittentes, ainsi
que les blessures simples et les plaies chroniques.

Ne croyez pourtant pas que mon attache-
ment à la doctrine *Brownonienne*, m'aveu-
gle au point de me faire croire qu'elle soit
parvenue à sa perfection. Néanmoins, telle
qu'elle est , elle peut servir de base fondamentale à l'instruction publique , comme
la plus vraie , la plus simple et la plus raisonnable de toutes celles qui ont été imagi-
nées jusqu'à présent. La doctrine de *Brown*,
j'en conviens , ne fait que de naître. Mais
qui empêche que le flambeau de l'analyse
et la série non interrompue d'observations
faites par des Médecins philosophes, ne lui
impriment enfin le cachet de l'évidence, et
la portent à la perfection dont elle me paraît susceptible ? Cependant, quand bien
même le système dont je parle serait arrivé

à ce degré de perfectionnement qui doit le
rendre supérieur à tous ceux adoptés et pra-
tiqués par les Médecins et dans les Uni-
versités, je serais encore d'avis qu'il ne
fût pas l'objet d'un enseignement public,
sur-tout à l'égard des jeunes Etudians en
Médecine, parce qu'il leur manquerait une
condition indispensable, je veux dire, l'ap-
probation publique.

Vous savez aussi bien que moi, combien
cette doctrine mérite d'être respectée, ou
plutôt de quelle considération elle doit jouir
auprès du Philosophe. Quoique les jugemens
du public sont en général, les meilleurs,
sur tout ce qui intéresse sa santé, je n'i-
gnore pas quel est l'empire du fanatisme,
de la séduction, de l'esprit de parti et du
préjugé sur la multitude. Mais je suis aussi
entièrement persuadé qu'un pareil délire ne
peut durer long-tems. Je souscris donc au
jugement que voudra porter de la doctrine
Brownonienne, le Public non encore
initié dans les secrets de la Médecine. Mais
quand le portera-t-il ? Il ne le pourra faire
que quand il aura acquis sur ce sujet des
données suffisantes pour prononcer en connaissance de cause, et que, délivré des en-
traves de l'ignorance et de l'erreur, il em-

brassera par nécessité cette nouveauté sa-
lutaire. Combien de préjugés ne se sont pas
opposés à l'Inoculation de la petite vérole?
Son heureux succès convainquit enfin presque tous les esprits de la grande utilité de
cette pratique, et maintenant dans l'Angleterre, la France, la Grèce, l'Allemagne,
elle est généralement en usage. Mais il est
une portion du Public qui n'a pas encore
adopté le principe de l'Inoculation de la
petite vérole, ni la méthode réfrigérante
employée ordinairement dans les inocula-
tions. Au contraire, elle continue à tenir
les personnes attaquées de cette maladie
renfermées dans des chambres chaudes et
loin du grand air, et de leur administrer
un peu de vin chaud. Ce qui peut l'avoir
induite en erreur dans l'adoption de cette
méthode (laquelle est généralement parlant, contre tous les principes,) c'est qu'elle
a effectivement reconnu son avantage en
quelques épidémies de petite vérole, où la
défaillance du malade empêche l'éruption.
Je pourrais prouver par beaucoup d'autres
exemples, (si les limites d'une Lettre me
le permettaient,) qu'une partie des préjugés populaires en fait de Médecine, est
fort souvent appuyée sur l'expérience des

siècles, et n'a pas d'effets dangereux, puisqu'il arrive fréquemment que le Peuple lui-
même ne sait pas distinguer les cas dans
lesquels il peut réellement appliquer d'une
manière convenable son remède favori.

Ne pensez pas que je veuille me faire
le panégyriste des préjugés du vulgaire,
quand ce sont réellement des préjugés. Une
imputation de cette espèce m'offenserait,
et je suis bien loin de la vouloir mériter.
Je desire uniquement pour vous démontrer
combien est grand le respect que je porte
à l'opinion publique, et combien je hais
le nom même des préjugés, afin que vous
ne lui attribuiez pas un esprit de parti ou
un goût excessif pour les systèmes.

Je soumettrai donc à un court examen
certaines opinions qui règnent dans le public, relativement à la nouvelle doctrine
de *Brown*, et à la méthode à laquelle elle
sert de fondement. Si je puis parvenir à
prouver que les opinions, dont je vais parler sont véritablement des préjugés, je ne
doute pas que je n'obtienne les suffrages de
toutes les personnes éclairées et capables de
rendre service à la société, sans compter
que, par ce moyen, la médecine pourra
enfin se perfectionner et faire taire les ca-

lomnies de tant d'Écrivains qui en ont parlé
sans la connaître.

Actuellement, je vais vous exposer, mon
cher ami, des six opinions principales con-
traires à la doctrine *Brownonienne* ; et pro-
posées par des médecins qui s'égarent dans
leurs raisonnemens.

Les voici.

1°. Ils disent que la doctrine *Brownonienne* conduit ses partisans à l'ivresse et
à l'intempérance.

2°. Les médecins qui agissent d'après les
préceptes de ce système, n'ordonnent à leurs
malades que l'opium, le vin et autres stimulans.

3°. Les principes de *Brown* renversent et
détruisent les méthodes salutaires introduites par les Médecins, tant anciens que
modernes.

4°. Les jeunes médecins, vu l'extrême simplicité et facilité du système *Brownonien*,
négligent ou étudient superficiellement l'art
de guérir.

5°. Ils se mocquent de *Brown*, en ce
que celui-ci prétend que le froid regardé
jusques ici par tous les médecins, comme
fortifiant, est, dans son opinion, débilitant, et la chaleur, tout le contraire.

(8)

6º. Comment cet Auteur moderne se ha-
sarde-t-il à vouloir démontrer que l'opium
n'est pas un calmant, mais un stimulant ?

Je répondrai à présent dans le même
ordre à chacune desdites objections, et,
après les avoir réfutées, je terminerai ma
lettre.

1º. La doctrine de *Brown*, dans toute
son étendue, et dans toutes ses importantes
conséquences qui répandent une nouvelle
lumière sur la médecine, n'est qu'un corollaire de l'exacte et très-simple définition
de la vie, entièrement inconnue aux médecins, à en juger par toutes les théories
qu'ils nous ont laissées jusques ici. Un être
vivant n'est tel, que par l'action des forces
externes sur lui : il n'existe pas par lui-
même, mais par une propriété de laquelle
il reçoit un principe de vie, pourvu que les
forces externes soient prêtes à agir sur lui.
Il est donc vrai de dire qu'il vit dans une
relation absolue, et qu'il n'a pas au-dedans
de lui un fondement de vie propre et précis.
Il est une vérité analogue à ce principe ren-
fermé dans la seule théorie, établie par Locke;
c'est qu'il est certain que nous sommes re-
devables de toutes nos idées aux objets ex-
térieurs qui agissent sur nos sens, et qu'il

n'y en a pas une seule que nous puissions
dire positivement nous appartenir en propre,
sans dépendance des objets externes ; vérité,
non-seulement conforme à la définition que
Brown nous donne de la vie, mais qui n'est
précisément qu'un corollaire de cette même
définition, relatif à une partie de la vie. En
effet, l'action exercée sur les sens par les
objets dont ils reçoivent les impressions, ne
peut se rapporter à autre chose qu'à la loi
générale du stimulant. Ainsi, les métaphy-
siciens ont été plus heureux que les médecins dans la recherche de la première et
seule origine de toutes les facultés de l'en-
tendement ; ce qui suffit pour donner un
fondement solide aux principes de leur
science. Les médecins n'ont pas su étendre
ce fait à tout ce qui opère sur les êtres
vivans ; ce qui les aurait conduits à la vraie et
complette définition de la vie. *Brown* donc,
par l'effet de sa savante pratique et de sa
philosophique sagacité, a trouvé un principe
simple et incontestable sur lequel il a cru
devoir établir son systême. Il observe donc
que tous les êtres vivans possèdent une propriété qui les distingue d'eux-mêmes dans
l'état de mort, et de quelqu'autre corps
non organisé. Nul ne peut être fondé à re-

jetter cette proposition fondamentale. Où est
l'homme sensé qui oserait nier qu'un cadavre animal ou végétal ne soit privé d'un principe commun aux autres animaux et aux
plantes vivantes ? A ce principe de la vie
animale, *Brown* donne le nom *d'excita-*
bilité. S'il est quelqu'un à qui cette dé-
nomination ne plaise pas, il peut la changer en *principe de la vie animale, ou prin-*
cipe vital, pourvu qu'il fasse attention que
l'on ne parle ici que de l'homme physique,
et non de l'esprit de l'homme.

Après avoir établi les susdites dénominations, *Brown* s'est demandé à lui-même.
Suffit-il ce principe vital, pour donner la
vie à celui des êtres dans lequel il se trouve ?
ou bien, est-il besoin d'autres circonstances
pour produire cet effet ? Il ne lui fut pas
difficile de trouver une solution satisfaisante
à cette question, en considérant qu'aucun
être vivant ne peut exister, sans le concours
de l'air, du calorique, des alimens, &c.
Delà, il conclut que le principe vital n'est
pas suffisant pour donner la vie, mais qu'il
faut encore pour cela le concours des autres
forces extrinsèques, et ces forces externes,
il les appelle *forces excitantes.* La justesse
de ce raisonnement est si évidente que sans

doute il serait inutile d'y insister davantage.
Et qui jamais voudra prétendre que, sans
air, sans calorique et sans alimens, il soit
possible de vivre.

Il semble superflu à *Brown* de démontrer
que lesdites forces externes, sans le concours
du principe vital, ne suffisent pas pour produire la vie. Nous pouvons introduire dans
le poulmon d'un cadavre un air très-pur;
nous pouvons remplir son tube intestinal
des alimens les plus nourrissans, sans que
pour cela il revienne à la vie.

Ayant ainsi reconnu que ni le principe
vital par lui-même, ni les forces externes,
sans le principe vital, sauroient donner la
vie, mais qu'elles naissaient de leur
action réciproque. Brown a établi : « *Que
la vie animale est le produit de l'action
de ces forces externes sur le principe
vital* ». Cette définition de la vie animale
me paraît aussi neuve que simple et exacte.
Du moins jusqu'à présent, elle n'a pu être
détruite par aucun des raisonnemens qui
lui ont été opposés.

Arrivé à ce terme, le fondateur de la
nouvelle doctrine chercha à découvrir le
rapport qui existe entre le principe vital
et les forces excitantes. Après une série

d'expériences faites depuis vingt-ans, il
trouva la loi principale qui en découle,
et de la justesse de laquelle chacun peut
se convaincre, en examinant les faits les
plus connus, c'est-à-dire, que le principe
vital diminue en proportion de l'intensité
ou de la continuité de l'action des forces
externes sur lui, *et vice versâ*.

Outre les expériences de *Brown*, beaucoup d'autres particuliers prouvent cette
vérité. Je me contenterai d'en exposer ici
une seule, pour ne pas vous fatiguer par
l'excessive longueur de ma lettre. Cette expérience, je l'ai vu faire par le célèbre
Alexandre Volta, professeur de physique
à Pavie, et répéter par l'abbé *Spallanzani*,
et leur intention à tous deux était de mettre
dans tout son jour cette vérité *Brownonienne*.
Voici en quoi consiste cette expérience :
Volta prit deux grenouilles de la même
grandeur et dans le même temps. Il priva
l'une de toutes les forces excitantes, c'est-
à-dire, du calorique, de la lumière, de
l'air, &c., et, peu de jours après, elle
tomba en asphyxie. Alors, il commença à
la piquer avec une aiguille, et la grenouille
se ressentait de cette légère piqûre. Puis,
il la soumit à une légère commotion élec-

trique, qui la fit s'agiter fortement. Il mit
la seconde grenouille dans un vaisseau
rempli d'eau chaude, de vingt degrés au
thermomètre de Réaumur, et lui appliqua
en outre tous les autres excitans dont il
avait privé la première; ce qui ne l'em-
pêcha pas de tomber aussi en asphyxie. Il
commença ensuite à lui appliquer de
moindres excitans; mais la grenouille restait insensible. Enfin, il la frappa d'une
forte étincelle électrique; alors elle s'agita
médiocrement. Je répétai moi-même l'expérience, et je la trouvai infaillible. Voilà
donc une nouvelle confirmation de la proposition de Brown, c'est-à-dire, que le
principe vital s'accroît en proportion du défaut ou de la soustraction des forces excitantes, *et vice-versâ*.

Pour rendre plus sensible, non-seulement
cette loi, mais encore la définition de la
vie, je citerai, malgré son apparente gros-
sièreté, une comparaison, qu'en beaucoup
d'occasions, l'illustre *Joseph Franck* mit
en avant sur le même sujet. Représentons
le principe vital par une chandelle, et
les excitans externes par l'air et par le calorique : la flamme sera le symbole de la
vie. On ne peut se dissimuler que la flamme

ne soit le produit de l'air et du calorique
agissans sur la matière combustible de la
chandelle. Ainsi, plus l'action de l'air et
du calorique sera faible, moins la chandelle se consumera, et plus la flamme
c'est-à-dire, la vie, durera au contraire,
plus l'air et le calorique auront de vivacité
et de force, plus la chandelle s'usera vîte,
et plus la flamme approchera de sa fin.

Ainsi diminue le principe vital, et cesse
la vie, lorsque les excitans agissent avec
un trop grand dégré d'activité sur la machine animale. Le gaz oxigène, par exemple, use très-promptement le principe vital,
comme l'avait soupçonné *Maquer*, et
comme l'a démontré le célèbre *Fourcroy*. La
chaleur excessive diminue de même le principe vital. Les habitans de la Zône Torride
sont maigres, faibles et vivent moins long-
tems que les Peuples du Nord, ainsi que
l'attestent *Zimmermann*, (1) *Rammazini*,
& d'autres. L'excès dans les alimens et l'a-
bus des boissons spiritueuses produisent le
même effet. Ils énervent et détruisent le
principe vital, et en procurant une vigueur momentanée, ils causent les plus

---

dangereuses maladies et accélèrent la mort.
La sobriété au contraire prolonge la vie,
en usant moins vîte le principe vital. Nous
avons une infinité d'exemples de personnes
à qui une exacte modération a procuré une
longue vie.

Examinez donc la définition de la vie,
ici-dessus donnée, et les principes qui en
dérivent, et dites-moi s'ils peuvent conduire
à l'intempérance. Eh quoi ! Le Médecin
Brown qui dit sans cesse que la frugalité
est récompensée d'une longue vie, peut-il
être accusé d'enseigner que pour conserver
sa santé, il faut manger avec excès et boire
jusqu'à l'yvresse ? S'il y eut jamais une doctrine qui ait recommandé la sobriété au gen-
re humain, il est évident que c'est celle de
Brown. Nous connaissons par principe et
à peu-près, par démonstration méchani-
que, les causes qui font mourir. Vous pouvez donc hardiment dire à ceux qui avan-
cent cette absurdité, (que *Brown*, enseigne l'intempérance,) qu'ils n'entendent pas
même les principes de cette doctrine.

2°. Chacun sait que *Brown*, outre les
divers vices locaux ou organiques, n'admet
que deux classes de maladies provenant,
l'une de trop de vigueur, ce sont celles

que *Brown* appelle *sthéniques*, et l'autre
de faiblesse : qu'il nomme *asthéniques.*
Contre les premières, il recommande la saignée, les purgatifs, le froid, l'abstinence
de toute nourriture animale, et, en un
mot, tout ce qui peut réduire au juste point
les forces excessives qui produisent la maladie. Contre les secondes, il ordonne des
remèdes toniques et excitans, dont les
principaux sont : l'*opium*, le *musc*, l'*alkali
volatil*, les *ethers*, le *quinquina*, le *camphre*, les *vésicatoires*, le *vin*, etc. et un
aliment animal de facile digestion.

Par tout ce que nous avons dit jusqu'ici,
il est déjà claire que la doctrine *Brownonienne* ne prescrit pas à tous les malades
les remèdes excitans ; elle recommande uniquement de fortifier les faibles.

D'où vient donc, me direz-vous, que
les Sectateurs de *Brown* n'ordonnent que
des excitans ? Je vais justifier à cet égard
leur méthode. Examinez la nature des pays
humides, et la manière de vivre de la plus
grande partie du peuple, et particulièrement des habitans de la campagne qui sont
forcés de faire usage d'alimens peu nour-
-rissans. Considérez de plus les travaux excessifs auxquels ils sont obligés de se livrer,

et

et la privation absolue où ils sont de toutes
les boissons spiritueuses, et vous convien-
drez sans peine avec moi que la plupart des
maladies proviennent de faiblesse. Si vous
examinez encore le petit nombre des personnes aisées, vous vous convaincrez davantage que l'abus des alimens et des li-
queurs spiritueuses, les passions trop exal-
tées, les veilles, le luxe et la débauche énervent également le corps, et produisent des
maladies beaucoup plus graves que celles
qui affectent ordinairement la classe pau-
vre. Cependant elles proviennent également de la consommation du principe vital.
Brown donne différens noms à ces deux
espèces de faiblesse. Celle qui provient du
défaut d'excitans, il l'appelle *debilitas di-
recta* ; et la seconde, qui provient des excès des excitans, *debilitas indirecta*. Ces
dénominations lui servent à distinguer les
méthodes que l'on doit employer dans la
cure des maladies qui résultent de ces deux
sortes de faiblesse.

Il y a peu d'hommes qui soient à portée de se bien nourrir et de s'appliquer à
leur système les forces excitantes, de manière à se former une constitution excessivement vigoureuse, c'est-à-dire qui puisse

donner lieu aux maladies inflammatoires.
Il se présentera par conséquent très rarement des cas où l'on desire avoir recours
à la méthode débilitante. Je puis vous assurer que, généralement parlant, parmi
cent malades à peine trois sont-ils affectés
de maux inflammatoires. Un médecin qui
opère, je ne dis pas, d'après les principes
de *Brown*, mais seulement d'après de saines
raisons, doit ordonner sur cent cas diffé-
rents quatre-vingt-dix-sept fois des remèdes
excitans. Il est par-là très-facile de concevoir comment le Public observe que très
peu de cas dans lesquels les partisans de
Brown ordonnent la saignée, les purgatifs, et les autres médicaments anti-phlogistiques, tandis que toute son attention
se porte sur le plus grand nombre de maladies qui exigent la méthode excitante,
laquelle, aux yeux du peuple, a une ap-
parence de nouveauté.

Je vous crois maintenant intimement persuadé que la doctrine *Brownienne* n'ex-
clut pas de la pratique la saignée et les
autres remèdes rafraîchissans. Or, elle recommande vivement l'usage de la méthode
anti-phlogistique dans les maladies causées
par un excès de force, pour lesquelles

les excitans seraient aussi meurthiers, que
la saignée, les purgatifs, la diète, &c. le
sont dans les maladies de faiblesse. La
méthode inverse dont je viens de parler
n'est pas celle des Médecins éclairés, mais
bien celle de la foule ignorante qui, seule,
sait trouver des objections insensées contre
la méthode de cure proposée par *Brown*
dans les maladies de langueur. Que ces
sortes de personnes remarquent combien
d'efforts les *Tissot*, les *Brendel*, les *Zim-*
mermann, les *Stoll*, ont faits pour mettre
un frein à l'abus homicide de la saignée,
et pour démontrer la différence qui se
trouve entre les vraies inflammations, et
les inflammations nerveuses. Je ne crains
pas de le dire à ceux qui ignorent les vé-
ritables principes médicaux, et qui se mocquent du système *Brownonien*.

3°. Quelques bornées que soient mes
connaissances dans la littérature médicale,
je m'engage à prouver à qui que ce soit
que tous les préceptes pratiques que nous
recommande *Brown*, sont sanctionnés par
l'autorité et par la pratique des plus fameux Médecins de tous les siècles. Ajou-
terez-vous donc : Le système de *Brown*
n'est pas aussi nouveau qu'il le prétend ;

Je distingue. Le fondement de cette doctrine et la marche que suivit son fondateur pour en faire l'application aux divers phénomènes de la vie animale, sont,
ce me semble, absolument nouveaux.
Brown fut le premier qui examina des loix
de l'économie animale par une méthode
analytique, et qui appliqua à la médecine
les axiômes de *Newton*. On ne sauroit
dire autant du traitement proposé par
Brown, puisqu'un grand nombre de sa-
vans praticiens, guidés par le raisonnement, ou par la simple expérience, ont
reconnu le grand avantage de la méthode
de cure que *Brown* découvrit en parcou-
rant les diverses ramifications de sa doctrine. J'ose assurer que les meilleurs praticiens ont plus traité de ces deux classes
de maladies, c'est-à-dire, les sthéniques et
asthéniques, que *Brown* lui-même.

L'immortel *Sydenham*, par exemple,
est généralement estimé comme celui qui
nous a appris à traiter avec succès les
maladies inflammatoires, et il n'est aucun
homme raisonnable qui puisse révoquer en
doute l'excellence de sa méthode dans ces
maladies. Ainsi, la méthode de cure pres-
crite par *Brown* contre ces mêmes maladies,

étant tout-à-fait semblable à celle de Sydenham, devrait être adoptée comme la
plus convenable. Voilà donc que la doctrine *Brownonienne*, relative à la cure des
maladies inflammatoires, ne renverse pas
la méthode dont se servent d'autres habiles
Médecins.

Torti a enseigné comment se doivent
traiter les fièvres intermittentes, et la plus
heureuse pratique a confirmé ses préceptes.
De quelle méthode se servait-il? Ordonnait-il
la saignée, les évacuans et la diète? Non,
il regardait ces remèdes comme homicides,
et plus propres à produire les fièvres intermittentes qu'à les guérir. Voulez-vous
vous persuader de cette vérité incontestable? Donnez à un malade, nouvellement
guéri de la fièvre intermittente, un pur-
gatif, et vous verrez que la fièvre reviendra
soudain. Je reviens à mon sujet. *Torti* avait
mis sa confiance dans la méthode excitante,
laquelle est approuvée de *Morton*, de *Lind*,
et d'autres sages praticiens. Ceux-ci ordon-
naient pour ces maladies le *quinquina*,
mêlé avec quelqu'aromate, le vin, l'opium,
les alimens nourrissans et d'autres excitans, comme vous pouvez vous en convaincre par la lecture de leurs Ouvrages.

Voyons ce que prescrit *Brown*. Il est
inutile de détailler ici sa manière ; elle est
entièrement conforme à celle de *Torti*. Or,
si je suis parvenu à vous démontrer par
l'autorité que la manière de guérir les fièvres
intermittentes, d'après les principes du
nouveau système, est excellente, que direz-
vous, si je puis vous en prouver la bonté
par une heureuse pratique ? J'ai été témoin qu'à *Pavie*, le professeur de clinique,
Franck, a rarement employé plus de deux
jours pour guérir parfaitement, avec la méthode *Brownonienne*, les fièvres-quartes les
plus opiniâtres. Je ne vous citerai, quant à
moi, qu'une seule fièvre-quarte opiniâtre, de
six mois, que j'ai guéri en dix heures. Étant
à *Valdagno*, dans l'État de *Venise*, je fus
appelé auprès d'une femme qui avait la
fièvre-quarte depuis six mois, et qui avait
pris beaucoup d'émétique et de purgatifs à
elle ordonnés par les Médecins du pays.
Après m'être bien informé auprès de la
malade de toutes les circonstances de sa
maladie, elle m'ajouta que ce même jour,
elle attendait le paroxisme à sept heures
après-midi. Pour prévenir le paroxisme,
je lui ordonnai cinq grains d'opium, délayés
dans cinq onces d'eau de menthe, avec

deux drachmes de syrop de pavot blanc,
en faisant prendre à la malade, de ce remède une cuiller de table toutes les heures;
en même temps, je lui prescrivis des alimens nourrissans, et du bon vin; et, pour
boisson commune, l'eau simple, mêlée avec
de l'eau-de-vie et du miel. Vers le soir, à
l'heure où le paroxisme avait coutume de
paraître, je visitai la malade, mais la fièvre
n'était pas encore venue. Alors, je fis répéter le même remède, en administrant de
temps en temps un peu d'éther vitriolique.
La malade passa la nuit très-bien, et, dès
ce moment, elle fut entièrement délivrée
de la fièvre. Le lendemain, je lui ordonnai
encore, pour quelques temps, le quinquina, mêlé avec de la canelle.

Je vous assure, mon cher ami, que, de
toutes les fièvres intermittentes, la fièvre
quarte est la plus facile à guérir. Si cette
proposition est contraire à l'opinion commune, elle ne l'est pas à la vérité et à la
pratique. J'ai consulté encore *Weixard*,
qui la confirme en ces termes dans son
nouvel Ouvrage : « *Quò longior intermit-
tentium apyrexia, eò mitior febris* ». En
conséquence, les fièvres subcontinues sont
les plus dangereuses et les plus difficiles à

guérir de toutes les autres fièvres intermittentes : en un mot, la facilité et la difficulté de guérir les fièvres intermittentes,
sont en raison inverses de l'apyrexie, c'est-
à-dire, que plus l'apyrexie dure, moindre est
la difficulté de guérir la fièvre *et vice versâ*.
Je crois que les fièvres-quartes sont rarement
pernicieuses. Cependant, ces espèces de
fièvres sont presque constamment le type
des fièvres subcontinues, des quotidiennes
et des tierces. *Weikard* avoue n'avoir pas
rencontré de grandes difficultés pour guérir
les fièvres-quartes, en comparaison de celles
qu'il a trouvées pour guérir les tierces, et
sur-tout les quotidiennes. Quelle est donc,
me direz-vous l'origine de l'opinion générale, que la fièvre-quarte est plus difficile à
guérir que la tierce et la quotidienne ? Je
vous réponds encore, avec *Weikard*, que
les médecins, suivant en cela le préjugé
commun, dans les fièvres-quartes ne font
que résoudre, purger, exciter sans utilité
le vomissement. Ils défendent encore aux
malades l'usage du vin et des alimens nourrissans. Or, cette méthode est très-propre à
rendre les fièvres-quartes opiniâtres, et à
les faire dégénérer en hydropisie, ou en
quelqu'autre maladie chronique.

Voici à présent de quelle méthode se
sert *Brown* pour guérir les fièvres putrides,
ou, pour mieux dire, les fièvres nerveuses.
Croyez-vous que ce soit par la saignée, par
les purgatifs, ou par tout ce qui peut produire la faiblesse ? Au contraire, c'est dans
ces occasions qu'il proscrit sévèrement cette
pratique, comme vraiment homicide. Il suit
une marche toute opposée, c'est-à-dire, qu'il
s'applique à restaurer les forces languis-
santes du système. Les principaux remèdes
que *Brown* et tous ses partisans recom-
mandent dans ces maladies, sont : le *musc*,
le *camphre*, les *éthers*, et particulièrement
le bon vin, &c. Cette méthode est bien la
même que celle qu'emploie *Rivière* : direz-
vous, avec les personnes versées dans la littérature médicale ? Cette méthode n'est pas
aussi nouvelle, qu'on pourroit bien se l'ima-
giner : j'en conviens. La méthode *Brownonienne* pour les fièvres nerveuses n'est pas
différente de celle des *Morton*, des *Huxam*,
des *Pringle*, des *Rivière*, qui, par son
moyen, ont opéré une infinité de cures.
Peut-être, *Brown* est-il plus réservé à pres-
crire les excitans que ces auteurs : cependant, il insiste expressément pour qu'on les
ordonne souvent et en petite dose, en ayant

soin de cesser bientôt leur usage, pour
recourir à des ressorts moins violens et plus
propres à la conservation du principe vital.
J'ai été pleinement persuadé à Pavie de la
bonté de cette pratique, adoptée par le célèbre professeur d'anatomie *Scarpa*, dans
toutes les fièvres nerveuses avec le plus
heureux succès, et particulièrement dans
les gangrènes. Il avait coutume d'ordonner
à ses malades, en vingt-quatre heures une
drachme et demie de camphre, avec de
l'extrait de quinquina, et de plus de la dé-
coction du même, mêlé avec de l'eau de
canelle, le vin en abondance et les alimens
nourrissans. Le professeur de clinique,
Joseph Franck, traitait ainsi toutes les
fièvres nerveuses. Il ordonnait dans ces
maladies du vin en abondance. Tous
les médecins anciens ont reconnu l'efficacité du vin dans toutes les maladies
nerveuses qui tirent leur origine de la
langueur. *Asclépiade*, entr'autres, se dis-
tingua par les belles cures qu'il fit avec du
vin, selon le témoignage de *Pline*. Mais
la foule des modernes qui confirment cette
heureuse pratique, est innombrable. Les
Pringle, les *Huxam*, les *Tod* vantent l'excellence du vin dans les mêmes fièvres, quand il

est pris en quantité considérable. *Weixard*
avoue qu'avant d'avoir connu la doctrine
de *Brown*, il ordonnait avec succès le bon
vin en abondance dans les fièvres nerveuses.
De même le célèbre *Jean-Pierre Franck*,
actuellement professeur de clinique à
Vienne, guérit beaucoup de maladies nerveuses, seulement avec de l'excellent vin.
A toutes ces observations, je puis ajouter
les miennes. Je prescris souvent à de pauvres
gens qui ne peuvent pas acheter des remèdes,
et qui sont tourmentés de la fièvre nerveuse,
le bon vin en dose de cinq livres dans vingt-
quatre heures de temps, et je déclare en
avoir vu de très-bons effets, particulièrement
dans un malade qui était abandonné des
autres Médecins.

Je ne finirais jamais, si je voulais con-
tinuer le parallèle commencé entre la
pratique de *Brown* et celle des autres médecins habiles ou renommés. Je crois en
avoir dit suffisamment pour vous persuader
que la doctrine *Brownonienne*, non seulement ne contredit pas les méthodes salutaires introduites dans la médecine,
mais qu'elle les confirme encore par les
plus nombreuses inductions et par les
argumens les plus démonstratifs.

4°. Je ne saurais concevoir de quelle branche de la science physico-médicale, la doctrine *Brownonienne* interdirait l'étude. Sans les élémens des mathématiques, sans la physique générale et spéciale, et sans une bonne logique, quiconque entreprendrait l'étude du nouveau système, l'entreprendrait en vain. La chimie n'est pas moins nécessaire pour l'exacte connaissance de cette doctrine. Comment peut-on entendre la manière dont l'air, le calorique, la lumière, les alimens agissent sur les êtres vivans, sans être bon physicien et bon chimiste? Comment expliquera-t-on la multiplicité des phénomènes chimiques qui ont lieu dans l'état de maladie, si l'on ignore les principes de la chimie? et enfin, comment découvrira-t-on les propres antidotes des poisons introduits dans l'estomac ou appliqués à d'autres parties du corps, si l'on ne connoît pas les principales loix de l'affinité?

Brown n'a jamais proscrit dans ses Ouvrages l'étude de l'anatomie, comme l'ont fait *Hyppocrate* et *Sydenham*. Croyez-vous donc que l'étude de l'anatomie ne soit pas également nécessaire à un bon médecin qui desire embrasser la doctrine *Brownonienne*?

Et qui peut s'opposer à cette vérité ? Où est
le praticien, ignorant dans l'anatomie, qui
puisse avoir des idées saines sur les maladies locales internes ? Et combien ne dûmes-
nous pas, en cette partie, aux grandes
connaissances anatomiques de *Morgagni*
pour qui *Brown* montre une si parfaite
vénération ?

Le nouveau système, en établissant en
quoi consiste précisément la vie, et en
n'admettant qu'une force simple, indivi-
sible, propre à tous les êtres vivans et
produite par l'action du stimulant sur l'excitabilité, trouve dans cette force le principe de toutes les fonctions immédiatement
appartenantes à l'économie animale, en
distinguant les cas où d'autres causes con-
courent à leur perfection. C'est pour cela
que *Brown* ne peut pas être accusé d'ins-
pirer de l'éloignement pour la physiologie, tandis que son système est entièrement établi sur des bases physiologiques.
Combien de fois *Brown* et tous ses disci-
ples n'ont-ils pas recommandé d'étudier
l'homme en état de santé avant de l'examiner en état de maladie ? Mais si la
nouvelle doctrine rejette aujourd'hui de la
physiologie nombre d'hypothèses dont elle

se trouve encore surchargée, devons-nous nous en plaindre ? Trouverons-nous mauvais que les partisans de *Brown* étudient cette partie de la physiologie qui traite de la digestion, de la chylification, de la circulation et de la respiration ? Non, certes.

Quant à la pathologie, elle serait la seule science qui ne pût se concilier avec la simplicité *Brownonienne*. Mais quelle est cette pathologie ? Ce n'est pas cette pathologie fondée sur une physiologie libre d'hypothèses, où les maladies sont classées selon l'ordre naturel, et qui nous éclaire au lit du malade ? *Brown* ne donne le coup mortel qu'à la pathologie scolastique et à toutes ces innombrables et artificielles subdivisions de causes et de symptômes, ainsi qu'à la multiplication imaginaire des acrimonies acides et alkalines, qui, au lieu d'instruire la jeunesse, la remplissent de préjugés. En un mot, *Brown* ne fait la guerre qu'à cette pathologie qu'il faut oublier, afin d'être bon praticien.

Un philosophe qui a démontré, à beaucoup d'égards, une doctrine qui, à la première vue, semblait une chimère et

un paradoxe, qu'il en distinguant les ca-
ractères de la vérité, nous a fait voir
les principes trompeurs sur lesquels re-
posaient autant de songes philosophiques,
doux délires d'une imagination exaltée,
nous a laissé (1) dans ses Ouvrages quelques
traces lumineuses que, par leurs ressem-
blances avec certaines des vérités fon-
damentales de Brown, je jugea à propos
d'effleurer en passant. Dans ses observations sur la pathologie, il s'explique ainsi :
« Tous les principes de la pathologie ne
» pourraient-ils pas se réduire à un seul,
» c'est-à-dire, ne serait-il pas possible de
» rapporter à l'excès et au défaut toutes
» les maladies, et de tirer d'un seul
» principe les conséquences les plus sûres
» pour leur diagnostic, leur pronos-
» tic et leur guérison ? » C'est une vérité incontestable que nous verrons déve-
loppée dans la nouvelle doctrine de *Brown*.
Il ne restait qu'à déterminer quelles étaient
ces forces ou cette propriété dont l'excès
et le défaut devaient être la cause uni-
que des maladies. *Brown*, par la seule

____

(1) CHANGEUX, *Traité des extrêmes*.

observation de l'action du stimulant qui,
dans tous les êtres vivans, produit et rè-
gle tout le système de la vie, tous les
divers états de santé et de maladie, as-
signe une très simple et très intelligible
division pour toutes les maladies en générale. Il les partage d'abord en maladies locales et en maladies universelles.
Il divise ensuite ces dernières en *sthéniques*
et en *asthéniques*. Les premières sont toutes
celles qui proviennent de trop de vigueur,
c'est-à-dire, les vraies inflammatoires. Les
secondes sont toutes celles qui proviennent de faiblesse. Mais celles-ci, il les
subdivise en maladies provenant de faiblesse directe, et en maladies provenant
de faiblesse indirecte. D'après cette division, il prescrit ses remèdes, c'est-à-dire,
dans les maladies locales, des remèdes locaux, et dans les maladies universelles,
les remèdes universels. Voilà la simplicité
de la pathologie *Brownonienne*, et si vous
la rapprochez de la pratique, vous la
trouverez infaillible. C'est elle qui nous a
délivré du labyrinthe pathologique, qui
confondait les symptômes avec les causes
et les causes avec les symptômes.

Passons

Passons à l'examen de la bonne logique que fait voir la doctrine *Brownonniene*, concernant la matière médicale. *Brown* n'admettant, comme nous l'avons dit, que deux classes universelles des maladies, a fait une division simple et naturelle des remédes en deux classes; c'est-à-dire, en débilitans ou anti-phlogistiques, et en excitans, ou toniques, et par-là, il a flétri de la plus grande défaveur les innombrables volumes, écrits sur cette matière, dans laquelle on ne doit chercher que la simplicité et que l'exactitude.

Il y a à-peu-près quarante ans que le fameux *Sauvages*, dans une Dissertation couronnée par l'Académie de Bordeaux, concernant l'action des médicamens sur le corps humain, a prouvé qu'il n'y a aucune différence dans la manière d'agir des médicamens et des poisons, et que toute leur activité est relative à l'état où se trouve le corps vivant lorsqu'ils lui sont appliqués, et à leur quantité. De plus, il n'a trouvé d'autre différence entre les médicamens et les alimens, sinon, que les premiers ont une plus grande faculté excitante que les seconds. Ce principe aussi sublime que vrai, *Brown*, après l'avoir soumis à son examen,

en a reconnu l'exactitude ; et a cru que
toutes ces divisions arbitraires de la matière
médicale ne sont pas seulement inutiles ;
mais encore dangereuses en médecine. En
effet, à quoi servent ces nombreuses dis-
tinctions de remèdes pectoraux, emména-
gogues, sudorifiques, anti-septiques, cépha-
liques, &c. sinon à multiplier des mots
vuides de sens, et par conséquent à em-
brouiller l'esprit de la jeunesse, sans aucune
utilité. A quoi servent encore les remèdes
spécifiques, sinon à prouver l'ignorance
spécifique de celui qui croit à leur vertu ?
Vous vous figurez peut-être que le cata-
logue des remèdes nécessaires à un *Brownonien* doit être extrêmement court. Vous
vous trompez. La trop grande simplicité
seroit aussi préjudiciable que la superfluité.
Je suis convaincu qu'il doit admettre une
grande quantité de drogues, même en vou-
lant faire une matière médicale sur le système de *Brown*, matière sur laquelle le
Professeur de clinique, *Joseph Franck*, travaille actuellement. Mais, me demanderez-
vous, *Brown*, ayant divisé les maladies
en deux classes, en *sthéniques* et en *asthéniques*, suffira-t-il à un Praticien de ne savoir uniquement que deux remèdes, c'est-

à dire, un débilitant et un excitant ou tonique ? Je vous réponds que, pour les maladies sthéniques, *Brown* adopte la saignée
ou les purgatifs, la diète, le froid, l'air
impur, l'oisiveté et le défaut de contrac-
tion des fibres musculeuses, les alimens
végétaux, la peur, l'absence de la lumière,
toutes les sensations désagréables, tout
ce qui peut diminuer directement l'excitation. Mais, pour les maladies asthéniques,
il est besoin de plus de remèdes. Selon l'oc-
currence, il faut un stimulant plus ou
moins fort, et en certains cas l'action de
ce stimulant doit être prompte et passagère,
et en d'autres, elle doit être plus tardive et
plus durable. Il y a des personnes qui ne
sauraient supporter deux ou trois remèdes
excitans, tandis qu'un quatrième leur serait très - convenable ? Dans les maladies
chroniques, les remèdes accoutumés depuis
un certain tems n'agissent plus avec l'énergie nécessaire, parce que le corps est ha-
bitué à l'action qui leur est propre. C'est
pourquoi il en faut ordonner d'autres.
Enfin, quoique certains remèdes agissent
plus dans une partie du corps que dans une
autre, ou par l'affinité qu'ils ont avec cette
partie, ou par quelqu'autre loi, leur ma-

nière d'agir est néanmoins égale dans tout
le corps. Ainsi, il est bon de se servir
de ces remèdes, lorsqu'une maladie universelle, outre le vice de tout le système,
affecte plus spécialement quelque partie du
corps. Par exemple, dans le cas d'inha-
bilité à la génération, produite par la faiblesse, il faut employer les remèdes toniques,
et ceux qui, outre le stimulant qu'ils portent
dans tout le corps, agissent particulièrement
sur les parties de la génération.

J'ai déjà dit que *Brown* n'admettait que
deux classes de remèdes, c'est-à-dire, les
débilitans et les toniques. Mais il faut savoir
qu'il subdivise les toniques en deux classes,
celle dont l'action est permanente et se fait
sentir lentement en augmentant l'excitation,
(et elle retient le nom de stimulans per-
manens). Et celle qui affecte la machine
moins longuement, mais d'une manière
plus véhémente et plus expansible, (et celle-
ci s'appelle stimulans diffusibles.) A la première classe appartient toutes les nourritures
animales, le vin ordinaire, le gaz oxigène,
le mouvement, la tension d'esprit, les sensations agréables, la chaleur, le quinquina,
le sénevé, la limaille de fer, la scille, le
mercure, la gomme ammoniaque, l'anti-

moine, l'aloës, tous les aromates, le thé,
le café, &c. Dans la seconde, se trouvent
l'eau-de-vie épurée, tous les vins excellens,
le rhum, le musc, le camphre, l'opium,
l'alkali volatil, les éthers, &c.

Pour ce qui regarde la chirurgie dans
sa partie curative, elle est entièrement
subordonnée aux principes de cette doctrine. La cure d'une partie spécialement
affectée de maladie accessible aux remèdes du chirurgien, se fondera toujours
sur l'augmentation de l'action du stimulant, quand il manque, et sur sa dimi-
nution, quand il est excessif. Le traitement de beaucoup de maladies chirur-
giques est lui-même une confirmation de
la doctrine *Brownonienne*. En effet, la
découverte des deux espèces de faiblesse
et la réduction sous ces deux espèces d'un
grand nombre de maladies qui, auparavant
étaient considérées sous un point de vue
contraire, sont des vérités qui sont immédiatement utiles dans la pratique de
l'art de guérir et qui sont des conséquences évidentes des principes fondamen-
taux du nouveau système. Or, la bonne
chirurgie, ancienne et moderne par une
division plus facile et plus simple des ma-

ladies qui lui appartiennent, vérifient très-souvent cette même conséquence, en adoptant dans diverses maladies une méthode stimulante, efficace, quoique jusques ici elles n'aient pas été établies sur leurs vrais principes : je veux dire, la source et la nature des deux différens états de faiblesse.

La nouvelle chirurgie a été plus heureuse que l'ancienne dans la cure des ulcères cacoèthes des jambes, qui ont presque toujours été l'opprobre de l'art. Ils sont présentement très-bien traités par le moyen d'une méthode publiée à Londres, depuis le nouveau systême, par *Underwood*, méthode absolument contraire à celle usitée par la plupart de ceux qui sortent des écoles de chirurgie. Un parfait bandage compressif, le mouvement, les alimens nourrissans, le vin et l'application à la partie des stimulans, entr'autres, de l'oxide de mercure par l'acide nitrique : tels sont les procédés de cette méthode, qui a de plus en sa faveur les nombreuses observations de son auteur, et des autres Anglais qui l'ont adoptée. J'ai vu moi-même différentes fois des ulcères chroniques de la jambe et de très-mauvaise nature, parfaitement guéries avec la méthode d'*Underwood*, et spécialement, l'an passé, dans la clinique de chirurgie du célèbre *Scarpa*, qui, le premier, a fait connaître en Italie cet excellent ouvrage, qui mériterait d'être entre les mains de tous les chirurgiens qui ont à cœur les progrès de leur art et le soulagement de leurs semblables. *Brown* ne défend certainement pas de s'appliquer à cette partie de l'art de guérir. Bien plus, il lui a donné des développemens utiles et étendus.

D'après tout ce que je vous ai dit jusqu'ici, j'espère que vous serez convaincu que la nouvelle doctrine ne détourne personne de l'étude approfondie de l'art médical. Pour réduire ensuite cette doctrine en pratique, il faut apporter la plus scrupuleuse attention et le plus grand discernement pour distinguer les maladies *sthéniques* des *asthéniques*. Le médecin, en prenant les unes pour les autres, peut causer les plus grands maux, ce dont le système *Brownonien* sera entièrement innocent. Il ne suffit pas au reste de ne pas se tromper sur ce point, il importe de connaître et de distinguer des susdites maladies les vices locaux très-difficiles à guérir. De plus, il est nécessaire de savoir si la maladie *asthénique*

provient d'un défaut ou d'un excès de stimulant. Il faut encore apprécier le degré de
la faiblesse; si elle est grande ou petite, et
s'il est besoin d'un remède tonique de vertu
prompte et passagère, ou d'un autre d'action
lente et permanente. Enfin, il faut bien
savoir débiliter dans les maladies *sthéniques*,
au degré où les forces de la machine seront
réduites à l'état de santé, et fortifier dans
les maladies *asthéniques* autant qu'il est
nécessaire pour ramener l'état de santé. En
effet, si un malade *sthénique* est débilité à
un point qui excède la proportion de
l'augmentation de ses forces, il tombe in-
failliblement dans la maladie *asthénique*
ou faiblesse directe. Au contraire, si un
malade *asthénique* est excité ou fortifié
plus qu'il est nécessaire, il passe imman-
quablement dans une maladie *sthénique*.
J'ai reconnu l'infaillibilité de cette loi
Brownonienne dans plus d'une occasion
de ma pratique.

51. Quiconque a étudié les principes d'une
physique raisonnable, est persuadé que le
froid n'est pas une matière qui existe dans
la nature, mais une absence de la matière
de la chaleur. Quel est l'homme de bon
sens qui puisse nier que ce qui n'existe pas

dans la nature ne peut agir sur des corps vivans ? Tous ceux qui reconnaissent les principes de la raison et de la physique, conviennent que la matière seule agit sur la matière. Le froid donc étant l'absence d'une matière si nécessaire à la conservation de la vie animale et végétale, comment peut-il agir sur les corps vivans et les corroborer ? Je soupçonne que cette erreur provient de ce que l'on voit que la chaleur dilate, raréfie et amollit les corps, et que son absence les ressère et les condense. Mais en cela, on s'éloigne beaucoup de la vérité, parce que l'on n'observe pas avec l'œil philosophique que la chaleur ne produit pas les mêmes phénomènes sur tous les corps organiques et inorganiques, fluides et solides, vivans et morts. Je ne m'étendrai pas davantage sur cette assertion qui sort de mon sujet : je dis seulement que la chaleur agit sur les corps organiques autrement que sur les corps inorganiques. Nous voyons que la chaleur ressère les peaux, les bois, &c. dans quelqu'état qu'ils soient, et qu'au contraire, elle dilate les métaux, &c.

Brown donc en médecin philosophe, observant que la matière de la chaleur,

comme toutes les autres matières agit sur
les corps vivans, comme stimulant, demande comment il se pourrait faire que
l'absence de ce puissant excitant eût la propriété qu'on lui a attribuée jusqu'à présent?
Il ajoute encore : si le froid, qui n'est rien
dans la nature, est un excitant, et par
conséquent un corroborant, il sera vrai que
l'absence de la lumière, de l'air, des alimens devra être un corroborant. Quelle
plus grande absurdité ! Qui croira que sans
lumière, sans chaleur, sans air, sans alimens, un corps animal ou végétal pourra
vivre ? Et qui niera que l'absence partielle
de la chaleur ne produise la léthargie dans
les marmotes et l'aspect cadavéreux que
nous voyons en hiver dans les plantes ?
Quelle est, par exemple, la cause qui fait
que, dans le printemps, on voit se ranimer les
plantes, les marmotes, les serpens, et les
autres animaux, sinon la chaleur qui sti-
mule et qui corrobbre ces corps organiques vivans ? Comment donc, en privant
l'être vivant, animal ou végétal, d'une
matière si nécessaire à son existence,
voulez-vous qu'il se corrobore ? C'est comme
si l'on ordonnait la saignée, la purgation
et la diète pour corroborer la machine ani-

mal. Demandez aux jardiniers pourquoi, en automne, ils renferment les plantes et les tiennent chaudement. Ils vous répondront en philosophe, que c'est parce que l'absence de la chaleur fait mourir les plantes. Tous ceux qui se mocquent de *Brown* par rapport à cette proposition, ne peuvent prouver que l'absence de la lumière, de l'air, et en général, que toutes les privations, même partielles, des choses nécessaires à la conservation de la vie, soient corroborantes. Ils ne nieront pas eux-mêmes que le froid ne soit pas absolument l'absence de la chaleur, laquelle aura la même faculté que toutes les autres privations. Je prévois que vous m'allez proposer les argumens suivans :

1°. Le froid est corroborant, puisque les peuples du Nord sont plus forts et plus robustes que ceux de la Zône-Torride.

2°. Le froid est corroborant, puisqu'en hiver nous sommes plus forts qu'en été.

3°. Le froid est corroborant, puisque l'on voit se produire en hiver les maladies inflammatoires, et en été les maladies de faiblesse.

4°. Le froid est corroborant, puisque

les bains froids sont utiles dans les maladies
de faiblesse.

Pour répondre à chacune de vos objections, je vais vous démontrer que le froid
n'est pas tel qu'on vous le représente.

1°. Cette objection ne fait rien à votre
thèse. Celui qui connaît ces pays sait bien
que leurs habitans ne sont pas aussi forts
et aussi robustes, que le vulgaire se l'ima-
gine. Mais ils suppléent à l'absence de la
chaleur par le grand usage des poëles, des
pelisses, des bons alimens, de la bière et
des autres boissons spiritueuses, ainsi que
le certifie *Weikard*, qui fut médecin en
Russie pendant un certain tems. Le même
auteur ajoute qu'en hiver, on y trouve
très-souvent dans les rues des hommes
morts, pour avoir manqué des stimulans
nécessaires pour pouvoir suppléer à l'absence de la chaleur. *Brown*, partant des
principes dont il a démontré la vérité,
comme nous l'avons fait voir, soutient que
l'excès des stimulans produit la faiblesse
indirecte, comme leur absence produit la faiblesse directe. Il n'est donc pas étonnant que
les peuples de la Zône-Torride soient plus
faibles que les peuples du Nord. Car,
tandis que les seconds se garantissent du

froid par le moyen des stimulans, comme
nous venons de le dire, les premiers ne
peuvent se dérober à l'excitant continuel
de la chaleur, et ainsi ils tombent infailli-
blement dans la faiblesse indirecte, et,
consumant le principe vital, ils meurent
avant de parvenir à la vieillesse.

2.º Demandons aux asthmatiques, aux
hydropiques, aux lenco-phlegmatiques, à
tous ceux qui sont malades de faiblesse, et
enfin aux pauvres gens qui ne peuvent
avoir de feu dans leurs maisons ni de quoi
se vêtir, comment ils se trouvent dans
l'hiver, qui n'est pas une privation totale
de la chaleur. Ils répondront certainement
qu'ils sont très-faibles. Mais pour m'ex-
pliquer en général sur cette proposition,
je dis que quand le cœur et les artères sont
doués d'une énergie suffisante, l'atmosphère
où nous vivons, ayant un moindre degré
de chaleur que nos corps, attire, pour ainsi
dire, de leur superficie externe la chaleur
qui se met en équilibre, selon les loix de la
physique. C'est pourquoi, produisant la
faiblesse dans les vaisseaux de la superficie
externe, il diminue et rend plus languissante la transpiration, sans parvenir à la
supprimer entièrement. Nous sentons au-

dedans de nous un poids causé par la surabon-
dance de la matière transpirable, et quand
nous jouissons d'une bonne santé, nous
sommes portés au mouvement. C'est par
cette raison qu'à l'approche de l'hiver, nous
nous sentons si vifs et si robustes, que nous
courons dans les rues, et que nous cher-
chons toutes les occasions d'exercer notre
vigueur. Mais si la perte de la chaleur de nos
corps se continue, et si la force débilitante,
outre la superficie externe, affecte encore les
parties intérieures, alors cette énergie, cette
agilité et cette force disparaissent bientôt.
Je suis persuadé que les riches se portent
mieux en hiver qu'en été. Ils ont tous les
moyens possibles de se préserver du froid :
ils habitent des maisons chaudes : ils prennent
habituellement des boissons stimulantes,
des alimens nourrissans, et enfin ils sont
bien habillés. Durant l'été, au contraire,
ils ne peuvent éviter le grand stimulant de
la chaleur qui surpasse beaucoup tous les
autres. C'est ce qui fait qu'ils ne sont pas
plus exempts que les autres hommes de se
trouver en atonie. Aussi *Brown* ne nie-t-il
pas que l'excessive chaleur ne produise la
faiblesse, comme tous les autres stimulans,
quand ils sont immodérés.

3°. Sous divers points de vue, nous pouvons faire l'observation suivante, c'est-à-
dire, que les hommes sont susceptibles de
persister dans leurs préjugés et leurs opinions erronées, bien que la raison et l'expérience leur démontrent clairement le
contraire. Je puis citer pour exemple la
théorie de la putréfaction de nos humeurs,
et l'absurde doctrine que le froid fortifie et
que la chaleur débilite, sans distinguer les
cas où cela peut arriver. Faut-il s'en éton-
ner ! Ni les raisonnemens, ni les expériences ne peuvent rien contre les préjugés des
Médecins. Le stimulant de la chaleur produit des effets plus sensibles sur la superficie externe de la machine que sur l'in-
terne, et il devient sur-tout plus actif, lorsqu'il a été précédé du froid. Cependant le
froid accumule l'excitabilité, c'est-à-dire, la
rend plus susceptible dans les stimulans.
Ainsi en hiver, l'excitabilité étant accumulée, et l'homme s'exposant à la chaleur
ou aux autres excitans qui trouvent l'excitabilité plus susceptible, ceux-ci en la stimulant, produisent aisément la maladie in-
flammatoire universelle avec une plus grande affection de quelque partie où l'excita-

bilité eût été plus languissante ; c'est-à-dire, que si la susceptibilité de l'excitabilité est plus grande dans le poumon, il s'ensuit la péripneumonie, et si elle est plus grande dans la gorge, il s'ensuit l'angine, et de même pour les autres maladies inflammatoires.

Nous voyons se vérifier ce que dit *Brown* à ce sujet, puisque nous sommes à même d'observer que les maladies inflammatoires se manifestent au printemps. En effet, l'excitabilité se trouvant en hiver accumulée dans nos corps par le défaut de stimulant de la chaleur, s'il survient une chaleur modérée qui trouve le corps dans la disposition, elle produit l'inflammation. En été, on voit quelquefois des maladies de faiblesse, parce que la chaleur, comme nous l'avons déjà dit, quand elle est immodérée, produit la faiblesse indirecte. Il est aisé de concevoir que les corps étant dans un stimulant continuel et excessif, tombent facilement dans les maladies de faiblesse, leur excitabilité étant alors plus épuisée. Mais plus les épidémies terribles de fièvres nerveuses dominent en hiver, plus leur fureur se rallentit en été, et reprend dans la sai-

son

son froide. *Volney* raconte (1) qu'en Égypte,
la peste règne en hiver et disparaît en été.
Je n'attribue pas pour cela ce phénomène
à la force débilitante du froid , mais bien
plutôt à la nécessité, qui contraint les pauvres de s'accumuler en hiver dans des maisons basses , où l'air bientôt devient mal-
sain et souvent meurtrier. Enfin, nous
voyons les gangrènes *asthéniques* se succéder
constamment en hiver, et pourquoi cela?
Sinon parce que l'atmosphère en dérobant
à nos corps des parcelles de calorique,
les réduit à une faiblesse excessive.

4°. Si on use en été des bains froids dans
les maladies de faiblesse indirecte , je conviens qu'un pareil procédé peut être avan-
tageux dans ces maladies ; mais il ne l'est
jamais dans celles qui dépendent de la faiblesse directe. *Brown* (2) recommande de
ne jamais soustraire le stimulant dans les
faiblesses directes, en espérant retirer plus
d'avantage des autres excitans successifs. Il
ajoute : » *Vitiatus status augetur, et si*
» *magna forte debilitas est, augmen ejus,*
» *(incitabilitatis), mortem adducere, non*
» *vires augere, periclitatur.....* » Il est en-

______

(1) *Voyage en Syrie et en Égypte.* Paris, 1787.
(2) Élem. Méd. XLVI.

core de principe que le stimulant de la chaleur agit toujours d'autant plus promptement, que l'excitabilité est plus accumulée.
Ainsi donc, par exemple, dans les maladies
de faiblesse indirecte, dans lesquelles la
transpiration manque, on doit laver d'a-
bord le corps avec de l'eau froide et ensuite
l'exposer à la chaleur. De cette manière,
l'excitabilité s'augmente dans des vaisseaux
cutanés où l'augmentation d'excitation a
lieu plus facilement. L'absurde doctrine que
les bains froids corroborent et que les bains
chauds débilitent, vient donc de ce que
l'on ne distingue pas les cas où cela peut
arriver. Si cette proposition est vraie, pourquoi n'ordonne-t-on pas les bains froids aux
hydropiques, à ceux qui ont la fièvre tierce
et la fièvre quarte pour les corroborer? Quel
meilleur remède y aurait-il pour ces maladies!
Mais un tel remède corroborant conduirait
aussi les malades au tombeau. Au contraire,
les bains chauds sont très-efficaces en général
dans les maladies asthéniques. Le Professeur de clinique à Pavie, *Pierre Franck*,
les a adopté dans toutes les fièvres nerveuses et dans d'autres pareilles maladies asthéniques, avec beaucoup de succès, et a res-
suscité, pour ainsi-dire, les malades avec

cette méthode. *Brown* donc prescrit juste-
ment le froid dans les maladies phlogistiques comme un des meilleurs débilitans,
puisqu'il diminue l'excitation, et en un
mot, qu'il débilite. Cette méthode est présentement très-usitée en Italie, et non pas
seulement dans les maladies phlogistiques
universelles : car j'ai vu *Malacarne*, professeur de chirurgie à Padoue ; *Nessi*, professeur d'accouchemens à Pavie ; *Paleta*,
chirurgien en chef du grand hôpital de
Milan, adopter le froid en principe dans
les inflammatoires locaux, causés par les
contusions ou les blessures, et opérer les
plus heureuses guérisons. *Souxer* atteste
encore avoir obtenu en pareille occasion
la plus grande réussite. Dans les hernies
par étranglement en principe, accompagnées
de la tension et de l'inflammation, quel remède serait plus propre que l'eau froide et
la glace ?

Brown démontre philosophiquement que
la chaleur est le baume vital, autant pour
les animaux que pour les végétaux. Où est
le médecin qui jusqu'à présent ait soutenu
que la chaleur, en stimulant, peut contribuer
beaucoup à rétablir de l'état de faiblesse, et
à le changer en celui de santé ? *Brown* a

imité les anciens Grecs et Romains, qui
faisaient laver leurs morts avec de l'eau
chaude, en supposant qu'elle était le moyen
le plus propre à les rappeler à la vie. Je
vais vous rendre compte d'une observation
plus récente que j'ai faite sur la chaleur, à
Paris, à l'hôpital militaire du Val-de-Grace,
que je fréquente, et où l'on enseigne la
Médecine, la Chirurgie et la Pharmarcie,
théoriques et pratiques. Le professeur
Larrey s'y sert avantageusement dans les
plaies chroniques de charbons ardens qu'il
approche des plaies, et de cette manière il
soulage le malade. Si donc la chaleur débilite, comment, en l'employant dans cette
occasion, ne produit-elle pas la mortifi-
cation dans la partie où elle a été appliquée ?

6°. Enfin, je vais vous exposer par quel
grand remède *Brown* s'est particulièrement
distingué. On sait que ce médecin écossais
ne considère pas l'opium comme un sédatif, mais qu'il lui attribue une grande
vertu excitante. En reconnaissance de cette
découverte précieuse, le collége de Médecine
d'Édimbourg lui a érigé dans cette université une statue, en se servant pour ins-
cription de ce mot familier à *Brown* : *Opium
me hercle non sedat.* Je vais vous rapporter

actuellement ses propres raisonnemens, et
je laisserai à ses adversaires le soin de les
examiner et de les comparer avec leurs
propres observations.

D'après tout ce que je vous ai dit au commencement de ma Lettre, il est clair que,
quand l'excitation cesse, ou par l'excessive
accumulation de l'excitabilité ou par son
entière cessation, alors la mort s'en suit.
Mais si par l'excès de l'excitabilité, c'est-
à-dire, par la faiblesse directe, ou par la
cessation de l'excitabilité, c'est-à-dire, par
la faiblesse indirecte, l'excitation cesse seulement pour quelque temps, de manière
que dans le premier cas, l'excès, et dans le
second, la cessation de l'excitabilité, elle
puisse encore se réduire à de justes bornes,
c'est alors que naît le sommeil. Il est bon
d'avertir que, dans un pareil cas, ou
l'excès, ou la cessation de l'excitabilité
doivent atteindre seulement un certain
point, qui est celui qui fait naître le sommeil. Je m'explique. Un certain degré de
faiblesse porte la machine à cet état, d'où
naît le sommeil. Un degré plus grand de
faiblesse ou de force, produit l'insomnie ou
la veille totale. Pour produire donc l'état
de sommeil, il faut un certain degré de

stimulant et d'excitation, qui ne soit ni excessif ni trop faible, pour que ces deux extrêmes causent la veille. Une chaleur modérée, la nourriture, les boissons, les fatigues, l'exercice de la pensée produisent le sommeil, quand leur stimulant n'est pas trop fort, puisque dans ce cas il produit la veille, comme nous l'avons quelquefois dans l'ivresse, et après les travaux excessifs du corps, une profonde application d'esprit, et une action trop énergique de quelque passion sur la machine.

Dans les maladies *asthéniques*, la faiblesse est ordinairement trop grande pour produire le sommeil. C'est pourquoi tout moyen capable de rehausser l'excitation, au point d'où naît le sommeil, produira le sommeil même, non par une propriété particulière somnifère, mais par une faculté stimulante. Si donc la faiblesse est petite et peu éloignée du point qui constitue le sommeil, un stimulant également petit suffit pour faire dormir. De la chaleur quand on a froid, un exercice modéré de corps et d'esprit, un peu de vin, une joie modérée : ce sont-là des stimulans suffisans pour produire le sommeil, et ces moyens, je crois, ne sont pas sédatifs, mais stimulans. Quand

la faiblesse est plus grande, il faut des stimulans plus grands pour produire le sommeil. Dans ces cas, il faut employer les excitans les plus énergiques, parmi lesquels
l'opium tient le premier rang. De cette manière, il peut facilement agir non comme
un narcotique, mais comme un excitant
qui réunit le dégré de stimulant requis.

Dans les cas de l'extrême faiblesse, comme
dans les fièvres intermittentes, dans les
accès de goutte, dans les indispositions
asthmatiques, dans lesquelles les inquié-
tudes intérieures périodiques éloignent continuellement le sommeil, l'opium peut
très-bien changer la plus cruelle insomnie
en un sommeil paisible, non par rapport
à la vertu sédative qu'on lui attribue, mais
parce qu'il est adapté à ce degré de faiblesse. Si le sommeil manque dans les maladies *asthéniques* produites par la faiblesse
directe, dans laquelle l'accumulation de
l'excitabilité est plus grande, on prescrit
l'opium en petite dose, parce que pris à une
dose considérable, il attaque l'excitabilité
avec trop de force, et produit une veille
douloureuse et dangereuse. Au contraire,
dans les maladies *asthéniques*, produites
par la faiblesse indirecte, pour assoupir, il

faut des stimulans pénétrans et énergiques, l'opium à dose considérable est le meilleur. Seulement, dans les cas marqués, et dans les circonstances indiquées, l'opium produit le sommeil. Donné dans d'autres périodes ou de la santé ou de la maladie, il rétablit les fonctions corporelles et mentales ; il éloigne l'assoupissement, et nous rend vifs et joyeux. Si quelqu'un, sans y avoir donné sujet, se sent un penchant extraordinaire au sommeil, qu'il prenne de l'opium ; aussitôt il se sentira éveillé et joyeux. L'opium chasse la mélancolie ; rend l'homme timide, courageux ; le taciturne, babillard ; et le faible, vigoureux. Expérimentez tout ceci, et dites-moi ensuite si l'opium est un calmant.

Il y a des cas où l'on observe une tendance morbifique au sommeil. Cette tendance ne dépend pas toujours de la faiblesse. Cependant, il y a des maladies *sthéniques* qui ont ce symptôme, comme la petite vérole *sthénique*, certaines synoques, &c. Je ne parle ici que de la tendance morbifique au sommeil dans les maladies *asthéniques*. De même que les veilles morbifiques démontrent une faiblesse plus grande que ne doit être celle qui produit le sommeil, de même il est clair qu'il faut assigner à l'inclination morbifique, au sommeil ou à la léthargie, un degré beaucoup moindre de la faiblesse qui produit la veille. Dans les cas d'un sommeil morbifique, de vin, le musc, l'alkali volatil, le castor, et enfin l'opium, ce remède si vanté comme sommifère, sont prescrits pour redonner promptement les forces nécessaires pour éloigner le sommeil.

Une autre cause qui favorisait l'opinion erronée que l'opium était un sédatif, c'est que l'on avait observé que ce remède était propre à guérir les affections spasmodiques, les convulsions, les diarrhées, les accès histériques, &c. On croyait faussement, comme vous savez, que ces affections avaient leur origine dans l'augmentation de la force vitale, et dans l'excessive influence du fluide nerveux, &c. Cependant, elles dépendent du dérangement des fonctions produites par la faiblesse, comme le prouve l'efficacité des stimulans usités en pareille circonstance. Sur cette matière, il faut lire : *Compendio della nova doctrina medica di Brown, confutazione del systema della spasmo, in Pavia 1792.* Si donc l'opium est utile dans les affections spasmodiques et convulsives, ce n'est pas par rapport à une propriété sédative, mais c'est en qualité d'un des plus excellens stimulans. L'opium, dans de tels cas, a les mêmes raisons d'utilité que le vin, l'eau-de-vie, l'esprit de corne de cerf, et les autres excitans analogues, qui, en diverses occasions, diminuent considérablement les effets des susdites incommodités. J'ai guéri à Pavie une femme qui était tourmentée de convulsions, seulement avec du vin de Chypre. Dois-je pour cela appeler le vin sédatif ? J'ai ordonné à un épileptique, tourmenté depuis trois ans de cette maladie, qui lui venait d'une peur, l'oxide de zinc, le quinquina et les alimens nourrissans ; dois-je donc attribuer à l'oxide de zinc, &c. la vertu calmante ? C'est pour cela que *Brown* a raison de s'écrier : *Opium me hercle non sedat.*

Dans les hémorragies produites par la faiblesse, c'est-à-dire, actives, l'opium est un des remèdes les plus convenables, non comme un calmant, mais comme un stimulant qui agit promptement et avec force, et qui, augmentant les forces de la machine, diminue l'hémorragie. A ce sujet, j'ai vu à Padoue *Zograft*, professeur d'accouchemens, donner trente gouttes de *laudanum*

(59)

liquide, pour une fois, à une femme faible
à qui, après l'accouchement, il était survenu
une hémorragie mortelle, et il l'a arrêtée par
ce moyen, et l'a guérie parfaitement. Dans
la petite vérole confluente, *Sydenham* recommande l'opium comme un stimulant
excellent. Si l'opium est un calmant, je
demande pourquoi il ne se prescrit pas dans
les maladies phlogistiques pour calmer et
appaiser l'inflammation? Mais un pareil
remède dans ces maladies aurait les plus
dangereuses conséquences et tuerait le
malade.

Il en est qui se vantent d'avoir guéri des
maladies phlogistiques avec l'opium. J'ai
vu, entr'autres, *Vacà*, professeur de pratique, à Pise, en dépit de *Brown*, ordonner
l'opium dans les péripneumonies. En cela,
il s'est grossièrement trompé. Premièrement,
dans les maladies *sthéniques*, quand les
remèdes débilitans sont au-dessus de l'augmentation de l'excitation, c'est-à-dire, ex-
cèdent les forces, le malade tombe dans la
maladie *asthénique*. Nous voyons souvent
des péripneumonies qui, après la quator-
zième journée, tombent dans l'asthénie,
l'homme étant débilité dans un fort degré;
alors, on ordonne les remèdes stimulans,

comme le camphre, le quinquina, l'opium,
&c. *Vaca* donc, en débilitant mal-à-propos
dans les maladies *sthéniques*, et prescrivant
ensuite l'opium, emploie certainement ce
remède d'une manière utile. Secondement,
nous savons encore d'après les ouvrages de
Baglivi et autres, et comme la pratique
nous le démontre, que beaucoup d'inflammations nerveuses se guérissent depuis le
commencement jusqu'à la fin, avec les
remèdes stimulans. Outre les nombreuses
inflammations nerveuses que j'ai vues
dans ma pratique, au moment où j'écris ce
paragraphe, j'ai eu aussi sous mes yeux,
à l'hôpital militaire du Val - de - grace,
l'exemple d'une péripneumonie nerveuse,
traitée avec les seuls stimulans, et particulièrement avec les vésicatoires, par le
professeur des *Genettes*, et guérie parfaitement. Enfin, *Brown* a remarqué dans le
cours de sa grande pratique, que sur cent
maladies universelles, quatre-vingt-dix-sept
sont *asthéniques* et les trois autres *sthéniques*. Si *Vaca* donc ordonne l'opium à
tous ses malades, il ne peut pas faire autrement que d'en guérir quatre-vingt-dix-
sept et d'en tuer trois.

Aucun médecin ou chirurgien n'ignore

que nous sommes obligés au célèbre *Ton*,
pour nous avoir appris à nous servir de
l'opium dans les gangrènes sèches, puisqu'avant cette méthode, elles étoient re-
belles à tous les autres remèdes adoptés
jusqu'alors. Aujourd'hui, elles se guérissent
très-souvent avec l'opium, ou seul, ou
mêlé avec le musc. J'ai vu à Florence le
professeur *Bichierai* ordonner à un malade
attaqué de gangrène sèche, l'opium, à la dose
de dix-huit grains, mêlé avec quatre grains
de musc, toutes les vingt-quatre heures;
et le malade fut guéri. J'ignore comment
l'opium, étant un sédatif, peut guérir ces
horribles maladies de faiblesse : je laisse ce
phénomène à examiner aux adversaires de
Brown.

Je vais enfin vous alléguer une preuve
plus sensible pour vous démontrer la vertu
excitante de l'opium. Les Turcs ont coutume de se servir d'opium avant de dé-
jeûner; et alors ils se sentent pleins de
gaieté et de vigueur: effet que produit l'usage
du vin ou toute autre liqueur spiritueuse.
De plus, les mêmes Turcs, s'ils continuent
d'en prendre pendant long-temps, comme
j'en ai été témoin, commencent à trembler
comme les gens ivres. Mais ce qu'il y a de

plus remarquable, c'est que, quand ils sont
malades (je parle de ceux qui ont commis
des excès) les autres remèdes stimulans
pris en petite dose n'ont plus d'effet, et
ceci dénote la cessation de l'excitabilité,
c'est-à-dire, la faiblesse indirecte, lequel
phénomène s'observe dans tous les stimulans
violens, quand ils agissent pendant long-
temps. Comment donc veut-on que l'opium
soit un calmant, puisqu'il a toutes les pro-
priétés excitantes ? Comment voulez-vous
qu'il calme, sans stimuler ? Où est la matière qui agisse sur les corps vivans, sans
exciter ? A présent, comparez tous ces raisonnemens avec la doctrine *Brownonienne*,
et prononcez ensuite sur la logique de tous
ceux qui veulent rabaisser le nouveau systême, qui est le plus vrai, le plus simple
et le plus raisonnable de tous ceux qui ont
paru dans notre siècle.

Je prévois, mon cher Ami, que ma
Lettre excessivement longue vous aura
causé beaucoup d'ennui, d'autant plus
qu'elle est écrite dans un idiôme que je
possède à peine. J'espère donc que vous,
et ceux qui liront ce petit Essai, me par-
donneront les erreurs commises par rapport
à mon imperfection dans le dialecte français.

Ne vous en prenez qu'à vous-même , et regardez cette Lettre comme une juste punition de vos torts, vous, qui m'avez supposé assez entiché de la doctrine de *Brown*, pour la croire sans l'avoir examinée et l'avoir confrontée avec tous les autres systèmes publiés jusqu'à présent. Soyez persuadé que je n'aurais pas embrassé cette doctrine dans toute son étendue, et avec toutes les conséquences qui répandent une nouvelle lumière sur la Médecine théorique, et qui apportent de si utiles changemens dans la pratique, sans y avoir reconnu le génie sublime qui, à l'exemple de *Bacon*, sait remonter aux principes vrais et naturels de la science, et fonder ses raisonnemens sur l'évidence, et qui, comme *Newton*, a su se diriger en conséquence, et créer un nouveau corps de véritable science d'un art qui n'a été jusqu'ici que purement conjectural. Je finis, en répétant avec *Bacon* : « *Quae in naturâ fundata sunt, crescunt et augentur : quae in opinione : variantur, non augentur* ».

F I N.